Ylana Alves
Liz Castro

# Complicaciones del síndrome de abstinencia neonatal

Ylana Alves
Liz Castro

# Complicaciones del síndrome de abstinencia neonatal

## En hijos de madres consumidoras de 'H' admitidos en el Hospital General Guasmo Sur, periodo 2021 – 2023

Editorial Académica Española

**Imprint**
Any brand names and product names mentioned in this book are subject to trademark, brand or patent protection and are trademarks or registered trademarks of their respective holders. The use of brand names, product names, common names, trade names, product descriptions etc. even without a particular marking in this work is in no way to be construed to mean that such names may be regarded as unrestricted in respect of trademark and brand protection legislation and could thus be used by anyone.

Cover image: www.ingimage.com

Publisher:
Editorial Académica Española
is a trademark of
Dodo Books Indian Ocean Ltd. and OmniScriptum S.R.L publishing group

120 High Road, East Finchley, London, N2 9ED, United Kingdom
Str. Armeneasca 28/1, office 1, Chisinau MD-2012, Republic of Moldova, Europe
Printed at: see last page
**ISBN: 978-613-9-46487-6**

## DEDICATORIA

A mamãe e papai, cuya profunda dedicación y esfuerzo han sido la base de mi educación. Les estoy eternamente agradecida por el amor, cuidado y paciencia que demuestran hacia mí cada día.

**Alves de Souza Santos, Ylana**

Para mis padres, por su apoyo, cariño y fe en estos largos años de estudio.

Para mis ángeles del cielo, aunque no estén aquí para verme, esto es por y para ustedes.

**Castro Contreras, Liz Valentina**

## AGRADECIMIENTO

A Valentina, agradezco por todos los años de amistad; sin ella, no habría llegado tan lejos en mi camino. Su apoyo y complicidad han sido un pilar fundamental en mi vida.

A mis hermanos, por su constante apoyo en los momentos en que mis fuerzas flaquearon. Agradezco su incondicional respaldo en los momentos difíciles y por estar siempre a mi lado cuando más los necesité.

**Alves de Souza Santos, Ylana**

A toda mi familia por su gran apoyo.

A mi hermana por aguantarme y reírse de todas las ocurrencias durante estos años.

A Ylana, por todos los años de amistad y estudio, siempre estoy orgullosa de ti y de nosotras. Gracias por apoyarme en todo.

A la Liz de un año atrás, que lloraba en cada guardia y a esos amigos que hice durante este duro camino de internado, gracias.

**Castro Contreras, Liz Valentina**

## ÍNDICE

## ÍNDICE DE TABLAS



## ÍNDICE DE GRÁFICOS

## RESUMEN

**Introducción:** El síndrome de abstinencia neonatal se define como el conjunto de manifestaciones clínicas que experimenta un recién nacido cuya madre ha consumido sustancias psicotrópicas como cocaína, marihuana u opioides. **Objetivos:** Este estudio busca determinar las complicaciones del síndrome de abstinencia neonatal, establecer su severidad, identificar los factores de riesgo maternos y complicaciones médicas, neurológicas y conductuales más frecuentes. **Materiales y métodos:** Este es un estudio de carácter descriptivo, observacional, retrospectivo y transversal para determinar las complicaciones del síndrome de abstinencia neonatal en hijos de madres consumidoras de 'H' admitidos en el Hospital General Guasmo Sur (2021 – 2023). **Resultados:** Presencia de temblores y vómitos en los neonatos representan un factor de riesgo, siendo representado con una P corregida de 0.00, siendo el corte para considerarse como factor de riesgo un valor de P menor de 0.05. **Discusión:** El presente estudio tuvo como objetivo determinar las complicaciones que más se presentaron en neonatos con diagnóstico de síndrome de abstinencia neonatal, admitidos en las áreas de cuidados intensivos neonatales (UCIN) y en cuidados intermedios neonatales (CIN), así como demostrar los factores de riesgo maternos y aquellas complicaciones que representan un factor de riesgo para estos neonatos al igual que su severidad a través de escalas. **Conclusiones:** Entre las complicaciones más comunes en los neonatos con diagnóstico de síndrome de abstinencia neonatal, fue la presencia de temblores, seguido de la presencia de irritabilidad, llanto agudo y somnolencia.

**Palabras clave:** síndrome de abstinencia neonatal, recién nacidos, opioides, heroína.

## ABSTRACT

**Introduction:** Neonatal abstinence syndrome is defined as the set of clinical manifestations experienced by a newborn whose mother has consumed psychotropic substances such as cocaine, marijuana or opioids. **Objectives:** This study seeks to determine the complications of neonatal abstinence syndrome, establish its severity, identify maternal risk factors and the most frequent medical, neurological and behavioral complications. **Materials and methods:** This is a descriptive, observational, retrospective and cross-sectional study to determine the complications of neonatal abstinence syndrome in children of mothers who consume 'H' admitted to Hospital General Guasmo Sur (2021 - 2023). **Results:** Presence of tremors and vomiting in neonates represent a risk factor, being represented with a corrected P of 0.00, with the cut-off to be considered as a risk factor being a P value of less than 0.05. **Discussion:** The present study aimed to determine the complications that most occurred in neonates with a diagnosis of neonatal abstinence syndrome, admitted to the neonatal intensive care (NICU) and neonatal intermediate care (NIC) areas, as well as to demonstrate the factors maternal risk and those complications that represent a risk factor for these neonates as well as their severity through scales. **Conclusions:** Among the most common complications in neonates diagnosed with neonatal abstinence syndrome, was the presence of tremors, followed by the presence of irritability, high-pitched crying and drowsiness.

**Key words**: neonatal abstinence syndrome, newborns, opioids, heroin.

# I. INTRODUCCIÓN

## 1.1 ANTECEDENTES CIENTIFICOS:

El Síndrome de abstinencia neonatal (SAN) fue inicialmente mencionado por Finnegan en 1975. Se trata de una condición que se presenta en recién nacidos cuyas madres han consumido sustancias adictivas como tabaco, alcohol, cocaína, entre otras, durante el embarazo, y que se manifiesta después del parto, incluso después de 24 horas del nacimiento. (*6242eade2abf5 art5.pdf*, s. f.). Esto conlleva un incremento en los riesgos neurológicos, cardiovasculares, gastrointestinales, respiratorios y metabólicos para el recién nacido. (Zapata Diaz et al., 2017)

En Ecuador, el consumo de drogas es uno de los más elevados en América Latina, alcanzando una tasa del 51%, superando la incidencia de países como Chile, Uruguay y Perú. (Cobos & Monzón, 2021). Entre los adolescentes, se observa un mayor consumo de drogas en aquellos de sexo masculino en comparación con los de sexo femenino. Entre las drogas a elección de los adolescentes, la droga H es la primera en ser utilizada, seguida de cerca por la marihuana, y finalmente, la heroína. (Rosero, 2018)

Según un estudio en el Hospital General Guasmo Sur, por parte de Solórzano Pérez & Correa Reinoso, 2022, la heroína fue la droga más consumida por las mujeres embarazadas atendidas en esta casa de salud. A pesar de esto, los neonatos presentan una mejor evolución en comparación con aquellos afectados por el consumo de cocaína.

El uso de estas sustancias psicoactivas durante el embarazo resulta en la exposición regular o intermitente del feto a estas sustancias, ya que estas cruzan la barrera placentaria desde la sangre materna. Esta situación puede provocar que el feto se vuelva adicto de manera pasiva, generando consecuencias negativas y complicaciones de salud para el feto. Entre estas consecuencias se cuentan el aumento en el riesgo de aborto espontáneo, anomalías congénitas, parto prematuro, bajo peso al nacer, síndrome de abstinencia, peligro de muerte súbita en el bebé, así como modificaciones en el desarrollo y crecimiento neurológico. Se estima que alrededor de uno de cada diez recién nacidos podría haber estado expuesto a sustancias psicoactivas durante el periodo intrauterino. (Montaño et al., 2022).

Los opioides son compuestos que se absorben con gran eficacia. Sus efectos se deben a la estimulación de receptores opioides, que están enlazados a proteínas G inhibidoras. Actualmente, se identifican tres clases de estos receptores: OP1 (delta), OP2 (kappa) y OP3 (mu). La activación de tales receptores ocasiona una disminución en la generación de Adenosín Monofosfato Cíclico (AMPc), lo que resulta en cambios en la regulación de los canales de potasio y calcio. Esto se traduce en un incremento en la conductancia de los canales de potasio y una disminución en los de calcio, lo que a su vez origina una hiperpolarización celular. (Zapata Diaz et al., 2017).

En situaciones que involucran opioides como la heroína, es de importancia resaltar su capacidad de acumulación en el líquido amniótico debido a la ausencia de procesos de biotransformación en el feto. Esto fundamenta el riesgo significativo de síndrome de abstinencia en los neonatos. (Zapata Diaz et al., 2017).

Los efectos de la heroína en el sistema pulmonar fetal se traducen en una rápida maduración pulmonar, también existen alteraciones en la producción o liberación de surfactante. A esto se le añade la falta de aclaramiento de fluidos pulmonares. Las condiciones más comunes son el distrés respiratorio, la bronconeumonía y la enfermedad de la membrana hialina. (Pérez López, 2002)

La reducción del pH fetal, la aceleración de ciertos complejos enzimáticos del feto, como el glucoronil transferasa, inmadurez fetal, parto prematuro, síndrome de muerte súbita infantil, hemorragia intracraneal y trastornos bioquímicos como hipoglucemia, hipocalcemia e hiperbilirrubinemia, riesgo de sepsis, son muchas de los efectos de la droga sobre el desarrollo fetal. (Pérez López, 2002)

Los principales efectos adversos relacionados con el consumo de opioides durante el embarazo incluyen restricción del crecimiento fetal, parto prematuro, ruptura prematura de las membranas, bajo peso al nacer, infecciones y hemorragias. (Zapata Diaz et al., 2017). El delirio, y más afectaciones neurológicas, pueden ocurrir en ciertos casos, siendo frecuente en pacientes que reciben altas dosis de sedantes como las benzodiazepinas, así como en aquellos niños con un desarrollo neurológico demorado. (Moraes et al., 2023).

Los indicios de abstinencia se evidencian por una hiperactividad del sistema adrenérgico, temblores, vómitos e irritabilidad. Tales signos pueden surgir en las primeras dos semanas posteriores al nacimiento, siendo más frecuentes entre el tercer y cuarto día. (Zapata Diaz et al., 2017)

## 1.2 PLANTEAMIENTO DEL PROBLEMA

En Ecuador, el consumo de drogas es uno de los más elevados en América Latina, alcanzando una tasa del 51%, superando la incidencia de países como Chile, Uruguay y Perú. (Cobos & Monzón, 2021). Entre los adolescentes, se observa un mayor consumo de drogas en aquellos de sexo masculino en comparación con los de sexo femenino.

Entre las drogas a elección de los adolescentes, la droga H es la primera en ser utilizada, seguida de cerca por la marihuana, y finalmente, la heroína. (Rosero, 2018)

En Estados Unidos, se estima que alrededor de 769,000 (4.2%) jóvenes adolescentes hicieron un uso inadecuado de opioides recetados y 14,000 (0.1%) usaron heroína en el año previo. Se calcula que 103,000 (0.4%) adolescentes experimentaron un Trastorno por Uso de Opioides (OUD) en el último año. (Winstanley & Stover, 2019). Se ha observado un marcado aumento en el número de recién nacidos expuestos a opioides. La frecuencia del síndrome de abstinencia neonatal (NAS) en los Estados Unidos ha experimentado un crecimiento significativo, pasando de una tasa de 1.3 por cada 1000 nacimientos en el año 2000 a 5.8 por cada 1000 nacimientos en 2012. (Grossman & Berkwitt, 2019).

En España, se ha observado un inquietante incremento en los problemas de drogadicción en la sociedad actual, lo cual también afecta a las mujeres embarazadas, con una tasa de consumo de drogas ilegales que se acerca al 3%. En el Reino Unido, se estima que entre el 5% y el 10% de los partos involucran a mujeres que han consumido drogas, presentando una prevalencia del 0.9%. En el contexto de España, la prevalencia del Síndrome de Abstinencia Neonatal (SAN) experimentó un aumento del 60% al 68% entre 1982 y 2008 en mujeres adictas a la heroína, y del 77% al 85.7% en mujeres adictas a la metadona. (Ayala Dávila, 2018)

## 1.3 JUSTIFICACION

Esta investigación detallará las complicaciones que se presentan en recién nacidos, hijos de madres consumidoras de H nacidos o admitidos en el Hospital General Guasmo Sur durante los años 2021 – 2023, ya que constituye un problema de salud a nivel nacional, siguiendo las líneas de investigación del Ministerio de Salud Pública del Ecuador (MSP) y de la Universidad Católica de Santiago de Guayaquil, siguiendo la línea de Salud Pública (INSAPU).

Se tomará en cuenta los casos de prematuros admitidos en UCIN.

## 1.5 OBJETIVOS

***Objetivo General:***

Determinar las complicaciones del síndrome de abstinencia en recién nacidos, hijos de madres consumidoras de H, que hayan nacido o ingresados en el Hospital General Guasmo Sur.

***Objetivos específicos:***

1. Establecer la severidad del síndrome de abstinencia neonatal en recién nacidos hijos de madres consumidoras de H en el Hospital General Guasmo sur.

2. Identificar los factores de riesgo maternos en neonatos con síndrome de abstinencia por H.

3. Identificar las complicaciones médicas, neurológicas y conductuales más frecuentes en neonatos con síndrome de abstinencia por H.

## 1.6 PREGUNTA DE INVESTIGACION

¿Cuáles son las complicaciones del síndrome de abstinencia neonatal en recién nacidos, hijos de madres consumidoras de H?

# II. MARCO TEORICO

## 2.1 SINDROME DE ABSTINENCIA NEONATAL

Los neonatos nacidos de madres con trastornos por uso de sustancias ilícitas enfrentan el riesgo de desarrollar el síndrome de abstinencia neonatal (SAN), que implica una serie de signos complejos indicativos de desregulación neuroconductual. Aunque aún no se comprende completamente, el SAN se define como el conjunto de manifestaciones clínicas que experimenta un recién nacido cuya madre ha consumido sustancias psicotrópicas como cocaína, marihuana u opioides. Este síndrome se manifiesta en las primeras 24 horas hasta el tercer día de vida del neonato. (Baeza-Gozalo et al., s. f.; *Prenatal substance exposure and neonatal abstinence syndrome (NAS): Management and outcomes - UpToDate*, s. f.). Aunque ha surgido el término "síndrome de abstinencia de opioides neonatal" para referirse específicamente a la exposición prenatal a opioides, SAN sigue siendo el termino más descritos en la literatura médica. (Grossman & Berkwitt, 2019)

Los recién nacidos con diagnóstico de síndrome de abstinencia neonatal tienden a un tratamiento que alarga la estancia hospitalaria, de tal manera que se convierte en un problema para los sistemas de salud y los tutores por el cuidado que deben recibir una vez se considera el alta hospitalaria (Doherty et al., 2021).

## 2.2 ETIOLOGÍA

La presencia del síndrome de abstinencia suele vincularse principalmente con los opiáceos, como la heroína, la metadona y la morfina. Sin embargo, también puede ser inducido por sustancias como la fenciclidina, los barbitúricos, las benzodiacepinas, los clordiacepóxidos, el metilfenidato, el alcohol, la pentazocina y otras. (Sierra et al., s. f.)

Además, ciertas sustancias, como cigarrillos, benzodiazepinas e inhibidores selectivos de la recaptación de serotonina (ISRS), tienen el potencial de aumentar la gravedad del SAN inducido por opioides. (*Prenatal substance exposure and neonatal abstinence syndrome (NAS): Management and outcomes - UpToDate*, s. f.)

La atención prenatal de una embarazada con dependencia de sustancias debe centrarse inicialmente en la identificación de las sustancias consumidas, incluir todo tipo de medicación que se le haya prescrito; trastornos de salud mentales, historial de traumas; la detección de posibles complicaciones médicas asociadas y la implementación de medidas de apoyo, incluyendo terapias sustitutivas cuando sea necesario. También debe evaluarse el comportamiento de la paciente con la familia, alimentación, estado de vivienda y estilo de vida. (Patrick et al., 2020)

Las complicaciones obstétricas más comúnmente vinculadas a estas adicciones abarcan el retraso del crecimiento intrauterino y la prematuridad, la atención médica/obstétrica deficiente, el estrés materno, la violencia y la pobreza, pueden influir tanto en la capacidad del tratamiento de los neonatos. (Grossman & Berkwitt, 2019)

## 2.3 EPIDEMIOLOGÍA

Según el Informe Mundial sobre Drogas publicado por la ONU, en 2023, se calcula que 60 millones de personas consumieron opioides en 2021, es decir, el 1,2 % de la población mundial. La mitad de ellas residían en Asia Meridional o Asia Sudoccidental. La incidencia del SAN puede variar significativamente según la región. Las tasas de incidencia en países europeos pueden variar, pero se han observado aumentos en algunos lugares debido al consumo de opiáceos. Las cifras específicas pueden variar según el país.

En Estados Unidos, la frecuencia del síndrome de abstinencia neonatal experimentó un incremento, pasando de 1.2 a 3.39 casos por cada 1000 nacimientos intrahospitalarios entre los años 2000 y 2009. Para el año 2013, se informó que el 4% de los recién nacidos ingresados en unidades de cuidados intensivos neonatales (UCIN) fueron admitidos a causa del síndrome de abstinencia neonatal. (Brown, 2012)

En Ecuador, el consumo de drogas es uno de los más elevados en América Latina, alcanzando una tasa del 51%, superando la incidencia de países como Chile, Uruguay y Perú. (Cobos & Monzón, 2021). Entre los adolescentes, se observa un mayor consumo de drogas en aquellos de sexo masculino en comparación con los de sexo femenino. Entre las drogas a elección de los adolescentes, la droga H es la primera en ser utilizada, seguida de cerca por la marihuana, y finalmente, la heroína. (Rosero, 2018)

Según un estudio en el Hospital General Guasmo Sur, por parte de Solórzano Pérez & Correa Reinoso, 2022, la heroína fue la droga más consumida por las mujeres embarazadas atendidas en esta casa de salud. A pesar de esto, los neonatos presentan una mejor evolución en comparación con aquellos afectados por el consumo de cocaína.

## 2.4 FISIOPATOLOGÍA

La barrera placentaria está equipada con transportadores, enzimas del citocromo P450 y diversas bombas de flujo que afectan la penetración de cada sustancia adictiva. Debido a su propiedad lipofílica, las distintas sustancias pueden cruzar la placenta, lo que potencialmente ocasiona daño directo al feto o altera la unidad fetoplacentaria. (Zapata Diaz et al., 2017)

Los opioides son sustancias con una eficiente capacidad de absorción, generan sus efectos mediante el agonismo de tres tipos de receptores identificados como OP1 (delta), OP2 (kappa) y OP3 (mu). Este agonismo resulta en la disminución de la síntesis de Adenosin Monofosfato Cíclico (AMPc), la apertura de canales de potasio, la hiperpolarización de la membrana celular y el cierre de canales de calcio, desencadenando modificaciones en la regulación de los canales de potasio y calcio y conduciendo a la hiperpolarización celular. (*protocolos_secip_2021.indb*, s. f.; Zapata Diaz et al., 2017)

Esta serie de eventos resulta en la inhibición de la neurona y una reducción en la liberación de neurotransmisores, lo que contribuye a los efectos analgésicos de los opioides. Cuando se suspende abruptamente el uso del fármaco, con una ocupación menor de los receptores de manera secundaria, se produce un aumento en la actividad excitadora neuronal, dando lugar a la activación del sistema nervioso central (SNC) y del sistema simpático. (*protocolos_secip_2021.indb*, s. f.; Zapata Diaz et al., 2017)

En el caso particular de opioides como la heroína, es crucial destacar su capacidad para acumularse en el líquido amniótico debido a la carencia de mecanismos de biotransformación, lo que explica el riesgo significativo de abstinencia fetal. Los principales efectos adversos asociados al consumo de opioides durante el embarazo abarcan la restricción del crecimiento, el parto prematuro, la ruptura de membranas, el bajo peso al nacer, las infecciones y las hemorragias (Zapata Diaz et al., 2017).

Debido a la presencia de los receptores opioides en el sistema nervioso central y tracto gastrointestinal, los síntomas clínicos predominaran en estos sistemas, por lo que se caracteriza por hiperactividad adrenérgica, temblores, vómitos e irritabilidad, siendo más común entre el tercer y cuarto día, aunque los síntomas pueden manifestarse en las primeras dos semanas. (Patrick et al., 2020; Zapata Diaz et al., 2017)

## 2.5 MANIFESTACIONES CLINICAS

La presentación clínica del síndrome de abstinencia neonatal (NAS) es variable en cuanto al momento de manifestación, el tipo de drogas utilizadas, la forma de administración y el modo de vida de la embarazada. (*Prenatal substance exposure and neonatal abstinence syndrome (NAS): Clinical features and diagnosis - UpToDate*, s. f.; Sierra et al., s. f.).

En el caso de madres consumidoras de heroína, es muy común que los síntomas se den de forma temprana, es por ello que es muy común que estos recién nacidos presenten síntomas en las primeras 24 a 48 horas. (Raffaeli et al., 2017)

La influencia nociva directa de la droga puede desencadenar la depresión neonatal temprana, el síndrome de abstinencia y alteraciones en el proceso de formación del organismo.

Los signos característicos del NAS reflejan una regulación disfuncional en los sistemas nervioso central, autónomo y gastrointestinal principalmente.

- **Alteraciones del SNC**

Alteraciones en el control del estado y la atención, el control motor y del tono, disfunción autonómica y el procesamiento sensorial. (Raffaeli et al., 2017)

El síndrome de abstinencia por opioides se caracteriza principalmente por perturbaciones en el sistema nervioso central, como irritabilidad, insomnio, temblores, hiperreflexia, clonus, hipertonía, y manifestaciones en el sistema nervioso simpático, como taquicardia, hipertensión arterial, taquipnea, fiebre, sudoración, rinorrea, lagrimeo y midriasis.

- **Alteraciones del tracto gastrointestinal**

A nivel gastrointestinal, se observan problemas como intolerancia digestiva, regurgitación, vómitos y diarrea de difícil manejo y apetito excesivo o rechazo de la comida. (Raffaeli et al., 2017)

- **Otras alteraciones**

Entre las afecciones en piel, se evidencia lesiones cutáneas provocadas por el rascado. (*Prenatal substance exposure and neonatal abstinence syndrome (NAS): Clinical features and diagnosis - UpToDate*, s. f.)

Además, el síndrome de abstinencia neonatal (SAN) se reconoce cada vez más como factor de riesgo subestimado para defectos congénitos y una causa primaria de morbimortalidad neonatal. Se ha observado que el SAN constituye un factor de riesgo para la morbimortalidad infantil y para períodos prolongados de hospitalización, resultados que son complicaciones comunes de los defectos congénitos.

La combinación de diversas sustancias puede alterar la presentación del síndrome de abstinencia neonatal. Bebés expuestos simultáneamente a cocaína, nicotina o inhibidores de los receptores de serotonina pueden experimentar una desregulación neuroconductual más pronunciada provocada por los opioides. Aunque la información es limitada, la exposición concurrente a benzodiazepinas, inhibidores selectivos de la recaptación de serotonina o gabapentina puede resultar en un SAN atípico en bebés expuestos a opioides. (*Prenatal substance exposure and neonatal abstinence syndrome (NAS): Clinical features and diagnosis - UpToDate*, s. f.)

Los neonatos prematuros presentan una incidencia menor de SAN en comparación con los nacidos a término. La gravedad de los síntomas de SAN disminuye a medida que la edad gestacional disminuye. Los sistemas de puntuación pueden no reflejar con precisión los signos de SAN en los bebés prematuros, ya que se diseñaron para usarse en comparación con los nacidos por la inmadurez en el desarrollo del sistema nervioso central prematuro. Otras incluyen: disminución en el desarrollo y la sensibilidad del receptor, capacidad limitada para expresar los signos de disfunción motora, reducción en la exposición total a sustancias durante el período intrauterino, menores cantidades de depósito de sustancias grasas. (*Prenatal substance exposure and neonatal abstinence syndrome (NAS): Clinical features and diagnosis - UpToDate*, s. f.)

Un estudio de cohorte realizado por Auger, Mai Luu, Healy-Profitós, Gauthier, Ernest Lo y Fraser en el año 2018 identificaron defectos de nacimiento en recién nacidos, abarcando anomalías en el sistema nervioso central, los cuales fueron categorizados como relacionados o no al tubo neural, obteniendo neonatos con macrocefalia. Con respecto a los defectos cardiacos, identificaron pacientes con tetralogía de Fallot, transposición de los grandes vasos, tronco arterioso, corazón izquierdo hipoplásico, ventrículo común, coartación de la aorta, defectos septales, valvulares o de grandes vasos. (Auger et al., 2018)

## 2.6 DIAGNÓSTICO

El diagnóstico del Síndrome de Abstinencia Neonatal (SAN) se establece de manera clínica, descartando patologías de base sobreañadida que puedan aparentar SAN.

Las pruebas neonatales pueden realizarse en la primera micción, el primer meconio o la sangre del cordón umbilical. Cada prueba tiene sus ventajas y limitaciones. Aunque la orina es fácil de obtener, tiene una sensibilidad baja y puede generar resultados falsos negativos y positivos. El meconio, a pesar de ser sensible y específico, puede demorar en proporcionar resultados y presenta desafíos en la recolección. Las pruebas de sangre y tejido del cordón umbilical son prometedoras, pero su utilidad clínica es limitada.

En cuanto al diagnóstico funcional del Síndrome de Abstinencia Neonatal (NAS), se requiere exposición prenatal a opioides, cannabis u otras sustancias, confirmada por una prueba materna positiva. Además, deben presentarse al menos dos de cinco signos característicos de abstinencia de sustancias. A pesar de estos criterios, el enfoque para el seguimiento y tratamiento no farmacológico de los recién nacidos expuestos a sustancias es similar, ya que incluso aquellos sin signos de NAS siguen en riesgo de desarrollarlos en el futuro.

La confirmación del diagnóstico de SAN se realiza mediante la escala de Finnegan, que evalúa las alteraciones en tres dimensiones: sistema nervioso, respiratorio y digestivo. La evaluación correcta implica la monitorización del neonato cada 2 a 4 horas. (*Prenatal substance exposure and neonatal abstinence syndrome (NAS): Clinical features and diagnosis - UpToDate*, s. f.)

Esta escala se utiliza con frecuencia en entornos hospitalarios para medir la gravedad en recién nacidos. Este instrumento evalúa 31 signos y síntomas asociados con disfunciones en el sistema nervioso central, el sistema autónomo y trastornos gastrointestinales. Se establece que un puntaje de 8 o superior indica un estado patológico, lo que implica la necesidad de intervención farmacológica. (Solórzano Pérez & Correa Reinoso, 2022)

| SISTEMA | SIGNO | PUNTOS |
|---|---|---|
| **SISTEMA NERVIOSO CENTRAL** | Llanto agudo | 2 |
| | Llanto agudo continuo | 3 |
| | Duerme <1 horas después de comer | 3 |
| | Duerme <2 horas después de comer | 2 |
| | Duerme <3 horas después de comer | 1 |
| | Reflejo de Moro hiperactivo | 2 |
| | Reflejo de Moro marcadamente hiperactivo | 3 |
| | Temblor ligero al ser molestado | 1 |
| | Temblor moderado o grave al ser molestado | 2 |
| | Temblor ligero espontaneo | 3 |
| | Temblor moderado o grave espontaneo | 4 |
| | Hipertonía muscular | 2 |
| | Excoriaciones | 1 |
| | Mioclonías | 3 |
| | Convulsiones generalizadas | 5 |
| **SN AUTÓNOMO** | Sudoración | 1 |
| | Fiebre 37.3°C – 38.3°C | 1 |
| | Fiebre ≥ 38.4°C | 2 |
| | Bostezos frecuentes (>3 – 4/30 min) | 2 |
| | Piel moteada | 1 |
| | Obstrucción nasal | 1 |

| | Estornudos frecuentes (>3 – 4/30 min) | 2 |
|---|---|---|
| | Aleteo nasal | 1 |
| | Frecuencia respiratoria > 60 rpm | 1 |
| | Frecuencia respiratoria > 60 rpm y tiraje | 2 |
| **GASTROINTESTINAL** | Succión con avidez | 1 |
| | Rechazo al alimento | 2 |
| | Regurgitaciones | 2 |
| | Vómitos | 3 |
| | Deposiciones blandas | 2 |
| | Deposiciones líquidas | 3 |

*Tabla 1. Escala de Finnegan Modificada*

## 2.7 TRATAMIENTO

Todos los neonatos con exposición materna a sustancias ilícitas deben permanecer en observación al menos 72 horas para monitorizar el desarrollo de la abstinencia. Esta estancia en las unidades de cuidados neonatales separa a los neonatos de su madre, por lo que debe fomentarse la unión madre hijo para permitir el correcto apego. (Patrick et al., 2020)

- Tratamiento farmacológico

El objetivo principal de la terapia farmacológica es mejorar a corto plazo las manifestaciones del SAN. En general, se considera justificado el uso de la terapia farmacológica en bebés cuyos signos de abstinencia afectan su capacidad para regular los movimientos o la función autónoma, así como para alimentarse o interactuar con los cuidadores, a pesar de recibir atención no farmacológica adecuada e individualizada. (*Prenatal substance exposure and neonatal abstinence syndrome (NAS): Management and outcomes - UpToDate*, s. f.)

El tratamiento de primera elección para tratar el SAN son los antagonistas opioides. En situaciones donde un recién nacido con SAN presenta síntomas difíciles de controlar con agonistas opioides o enfrenta desafíos para reducir su dosis, se suele agregar un segundo agente farmacológico. Esto puede ser especialmente útil en casos de polifarmacia prenatal, que involucra la exposición a inhibidores selectivos de la recaptación de serotonina y benzodiazepinas además de opioides.

El escalón inicial comienza con sulfato de morfina oral, utilizando una dosis que varía entre 0,04 y 0,2 mg, dependiendo de la gravedad de las manifestaciones. Después de una hora de la primera administración de morfina, se valora según el puntaje de Finnegan, se ajusta la dosis según la presencia y gravedad de las manifestaciones. Es importante alcanzar puntuaciones de Finnegan ≤8. Si las valoraciones se mantienen < de 8 según la escala, se administra esa dosis cada tres o cuatro horas. Si el neonato obtiene nuevamente una puntuación >8 en dos ocasiones, con una diferencia de una hora, la dosis de morfina tendrá que ser aumentada hasta que se alcance una puntuación ≤8. (*Prenatal substance exposure and neonatal abstinence syndrome (NAS): Management and outcomes - UpToDate*, s. f.)

Aunque el fenobarbital es el segundo agente más utilizado, existen preocupaciones sobre su impacto en el cerebro en desarrollo, con posibles implicaciones en los resultados conductuales y cognitivos. La clonidina ha sido propuesta como una alternativa, con resultados mixtos según estudios; algunos sugieren beneficios en términos de reducción de la duración del tratamiento con morfina. (Grossman & Berkwitt, 2019).

Por lo general, cuando se ha iniciado la farmacoterapia, se ajusta la dosis hasta que los síntomas están bajo el umbral de tratamiento y luego se retira gradualmente, disminuyendo un 10% de la dosis máxima una o dos veces al día mientras los síntomas se mantienen por debajo del umbral.

El alta del bebé se otorga después de un período de observación sin farmacoterapia. Aunque esta práctica contribuye a estancias hospitalarias prolongadas, no hay evidencia que respalde la necesidad de un retiro lento o ciclos prolongados de farmacoterapia. (Grossman & Berkwitt, 2019).

# III: MATERIALES Y METODOS

## 3.1. DISEÑO Y TIPO DE INVESTIGACIÓN

***Diseño***

- Descriptivo

***Tipo***

- Según la intervención del investigador, observacional
- Según la planificación de la toma de datos, retrospectivo
- Según el número de mediciones de la variable analítica, descriptivo
- Según el número de variables analíticas, transversal

## 3.2. LUGAR

Hospital General Guasmo Sur

- Avenida Cacique Tómala, y Callejón Eloy Alfaro, C. 58 S-E, Guayaquil 090112

## 3.3. PERIODO

Año 2021 – 2023.

## 3.4. UNIVERSO

Neonatos con síndrome de abstinencia, hijos de madres consumidoras de H, admitidos en el área de UCIN – CIN del Hospital General Guasmo Sur

## 3.5. MUESTRA

Neonatos nacidos vivos en el Hospital General Guasmo Sur

**CRITERIOS DE INCLUSION**

Niños con datos completos en la historia clínica

Escala de Finnegan valorable

Hijos de madres consumidoras de 'H'.

**CRITERIOS DE EXCLUSION**

Hijos de madres consumidoras de alcohol.

Hijos de madres con policonsumo de drogas

**RECOLECCION DE DATOS**

Todos los datos se recolectaron de las fichas clínicas de los pacientes, que están en el hospital, en el sistema SIGHOS.

## 3.6. ANALISIS DE DATOS.

Todos los datos recolectados de las historias clínicas se ingresaron en una hoja de cálculo de Excel, bajo el software EPI INFO. Se utilizó estadística descriptiva: frecuencia y porcentaje, y para la determinación de factores de riesgo, se utilizará test estadístico.

## 3.7. RECURSOS.

Todos los gastos del presente trabajo serán asumidos por las tesistas.

## 3.8. CRONOGRAMA

## 3.9. OPERACION DE VARIABLES

| Nombre Variables | Definición de la variable | Tipo | RESULTADO |
|---|---|---|---|
| Consumo de H | Consumo de la sustancia ilícita, durante el periodo de gestación. | Categórica nominal | Si<br>No |
| Edad gestacional | Semanas de crecimiento cumplidas por el feto al momento del parto, calculadas por FUM, ecografía o método de Capurro. | Cuantitativa discreta | Rn prematuro (<27.6 a 36.6 SG)<br>Rn a término (37 a a 41.6 SG)<br>Rn postermino (> 42 SG) |
| Edad materna | Tiempo vivido por la gestante al momento del parto. | Cuantitativa discreta | <18 años<br>19 – 24 años<br>25 – 31 años<br>32 – 38 años<br>>39 años |
| Peso gestacional | Peso del neonato al momento del nacimiento, calculado en kilos | Numérica continua | Macrosomia (>4000 G)<br>Peso adecuado (2.500 a 3999 G)<br>Bajo peso al nacer (1500 a 2499 G) |

| | | | Muy bajo peso al nacer (100 a 1499G)<br>Extremadamente bajo peso al nacer (500 a 900 G) |
|---|---|---|---|
| Escala de Finnegan | Resultado de la escala medida en las primeras 24 horas de vida del neonato. | Categórica ordinal | Leve: ≥8 <12<br>Moderada: 12-16<br>Severa: >16 |
| Escala de APGAR | Valoración neonatal inicial al minuto, al quinto minuto y a los 10 minutos del parto, donde se evalúa frecuencia cardiaca neonatal, tono muscular, esfuerzo respiratorio, irritabilidad refleja y color de piel del recién nacido. | Categórica ordinal | Satisfactorio: 7-10<br>Dificultad moderada: 4-6<br>Dificultad marcada: 0-3 |
| Complicaciones | Signos y síntomas en neonatos con síndrome de abstinencia neonatal presentes durante la estancia hospitalaria descritos en la literatura | Categórica nominal | Manchas en la piel<br>Diarrea<br>Llanto excesivo<br>Fiebre<br>Ictericia<br>Palidez<br>Bradicardia<br>Apnea<br>Cianosis<br>Irritabilidad<br>Convulsiones |

| | | | |
|---|---|---|---|
| | | | Temblores<br>Vómitos<br>Somnoliento<br>Hipoactivo<br>Otros |

*Tabla 2 Operación de variables*

## 3.10. ASPECTOS ETICOS Y LEGALES

### *Aspectos éticos*

El presente trabajo respetará los cuatro principios fundamentales de la bioética: beneficencia, no maleficencia, autonomía y justicia.

Se anonimizará los datos de los pacientes mediante la asignación de códigos alfanuméricos para respetar la privacidad y confidencialidad de los pacientes.

### *Aspectos legales*

Este trabajo contara con la aprobación de la Universidad Católica Santiago de Guayaquil y del Hospital General Guasmo Sur, a través de su departamento de docencia.

## IV: RESULTADOS

Según los datos proporcionados en la base de datos, se obtuvo una población de 78 pacientes admitidos en las áreas de cuidados neonatales (UCIN – CIN) con diagnóstico: recién nacido afectado por drogadicción materna, reduciéndose a un total de 57 pacientes, obteniéndose los siguientes resultados:

1. **Severidad del síndrome de abstinencia neonatal en recién nacidos hijos de madres consumidoras de H en el Hospital General Guasmo sur.**

Para evaluar la severidad del síndrome de abstinencia neonatal, se utilizó la escala de Finnegan y APGAR.

En el análisis de chi cuadrado de Pearson, ilustrado en la tabla 4, se logró demostrar que no hay una significancia estadística entre estas dos escalas para evaluar la severidad del síndrome de abstinencia neonatal, como se presenta en las tablas.

| TABLA CRUZADA FINNEGAN – APGAR | | | | | |
|---|---|---|---|---|---|
| Recuento | | | | | |
| | | APGAR | | | Total |
| | | 1 | 2 | 3 | |
| Finnegan | 1 | 39 | 8 | 1 | 48 |
| | 2 | 6 | 0 | 1 | 7 |
| | 3 | 1 | 0 | 0 | 1 |
| **Total** | | 46 | 8 | 2 | 56 |

*Tabla 3. Tabla cruzada Finnegan - APGAR*

| Pruebas de chi-cuadrado | | | |
|---|---|---|---|
| | Valor | gl | Significación asintótica (bilateral) |
| **Chi-cuadrado de Pearson** | 3.971[a] | 4 | 0,410 |
| **Razón de verosimilitud** | 4,213 | 4 | 0,378 |

| **Asociación lineal por lineal** | 0,002 | 1 | 0,963 |
|---|---|---|---|
| **N de casos válidos** | 56 | | |

*Tabla 4. Chi Cuadrado de Pearson*

### 1.1 Escala de Finnegan

Para este estudio se tomó en cuenta el primer valor medido de esta escala al ingreso del neonato a las áreas de cuidados neonatales, en la cual se expone lo siguiente: se obtuvo una población de 48 pacientes que tuvieron una escala leve de Finnegan, representando al 84%. Con una escala moderada de Finnegan se encontraron 8 pacientes, siendo estos el 14% de la población. Mientras que el 2% restante corresponde a un paciente con una escala severa de Finnegan.

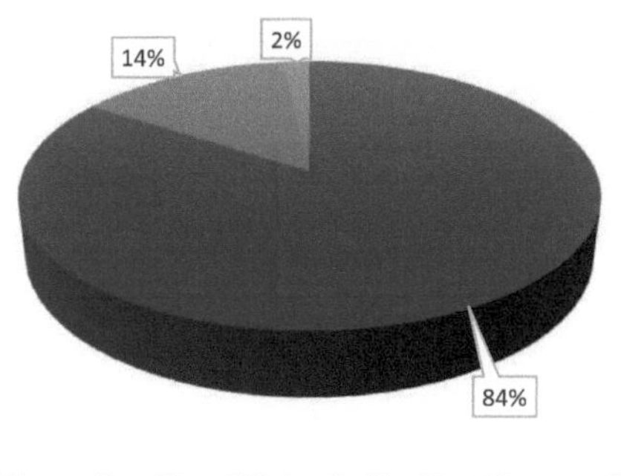


*Ilustración 1. Valoración de escala de Finnegan*

### 1.2 Escala de APGAR

Otra escala utilizada para establecer la severidad, fue la escala de APGAR. Para el estudio tomamos en cuenta el valor del primer minuto valorado en las salas de tocoquirúrgico y recepción neonatal.

Según lo tabulado en la ilustración 2, con una valoración de APGAR satisfactoria (7 – 10 puntos) se obtuvo 46 pacientes, correspondiendo al 81% de la población estudiada. El 14% de los neonatos que fueron valorados con una escala de APGAR entre 4 a 6 puntos recibieron una rápida atención para evaluar su evolución y su admisión rápida al área de CIN – UCIN. Mientras que 2 (3%) de los pacientes presentaron una puntuación de APGAR entre 0 a 3. El 2 % restante de la población no pudo ser posible su valoración de APGAR debido a que fue clasificado como parto extrahospitalario.

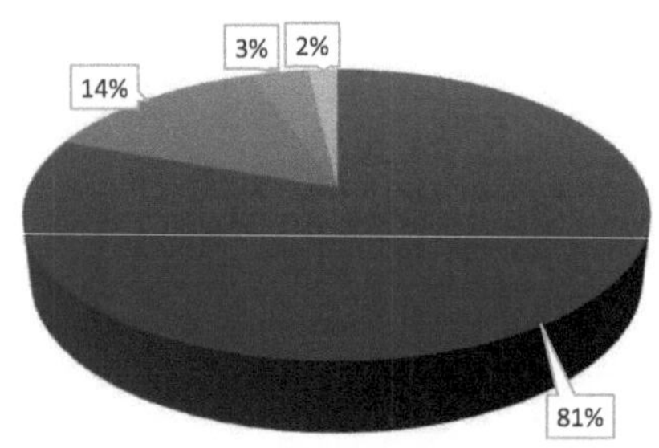


*Ilustración 2. Valoración de escala de APGAR al 1 min*

2. **Identificar los factores de riesgo maternos en neonatos con síndrome de abstinencia por H.**

Los factores de riesgo maternos tomados en cuenta para este estudio fueron el tipo de parto, la edad materna y presencia de infecciones maternas.

### 2.1. Tipo de parto

La ilustración 3, muestra que 29 (51%) de los neonatos se obtuvieron por parto vaginal y el 49 % de los neonatos se obtuvieron por cesárea de emergencia.

Las cesáreas de emergencia se debieron a factores maternos como preeclampsia, infecciones maternas durante el embarazo, ruptura prematura de membranas y en algunos casos se priorizo el diagnostico de uso materno de drogas ya que el feto se veía afectado, clasificado como compromiso de bienestar fetal.

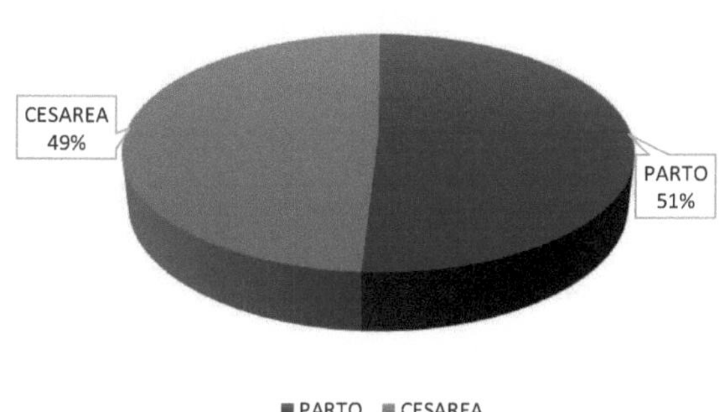


*Ilustración 3. Tipo de parto*

### 2.2. Edad materna

Como se visualiza en la ilustración 4, se clasificó las edades de las madres en 4 grupos: La población más grande compuesta por madres entre los 19 y los 24 años, correspondiendo a 26 (46%) pacientes; el segundo grupo, compuesto por adolescentes de 18 años y menores, siendo el grupo conformado por 15 (26%) pacientes, y considerándose de vigilancia por su edad. Las madres de 25 a 31 años corresponden al tercer grupo con un porcentaje de 23%. El 2 y 3% restante, se clasifican en el grupo etario entre 32 a 38 años y más de 39 años correspondientemente.

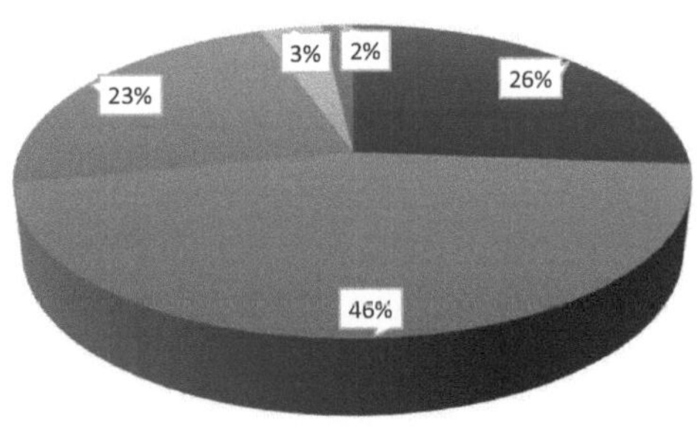


*Ilustración 4. Edades maternas*

### 2.3. Infecciones maternas

De las 57 pacientes ingresadas al área de centro obstétrico, durante el interrogatorio por parte del área de pediatría en recepción neonatal, el 75% de las pacientes presentaron infecciones o leucorreas durante su último trimestre. Mientras que el 25% restante negaron infecciones o presencia de flujo vaginal.

Se determino como un factor de riesgo tanto materno como fetal por el riesgo de sepsis temprana en el caso de los recién nacidos y estancia hospitalaria alargada debido a la vigilancia por sepsis y régimen de antibioticoterapia de profilaxis. Para las madres se debe cumplir esquema de antibióticos de igual manera, lo que alarga estancia hospitalaria tanto para la madre como para el recién nacido.

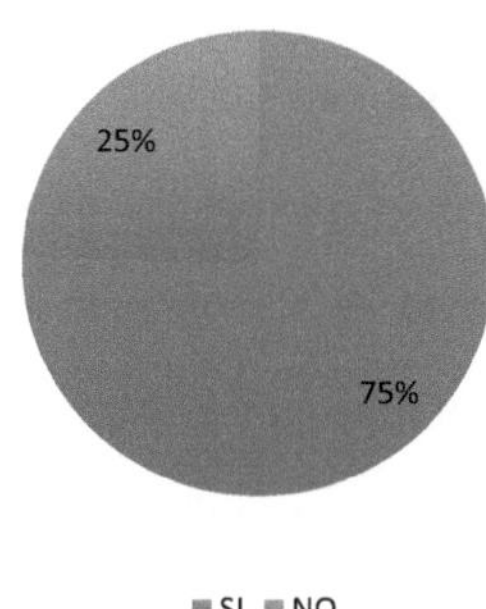


*Ilustración 5. Infecciones maternas*

3. **Identificar las complicaciones médicas, neurológicas y conductuales más frecuentes en neonatos con síndrome de abstinencia por H.**

### 3.1. Complicaciones del síndrome de abstinencia neonatal

Como se evidencia en la tabla 5, las complicaciones más comunes entre los recién nacidos con diagnóstico de síndrome de abstinencia neonatal fue la presencia de temblores en 45 (78,95%) de los pacientes. Seguido de la presencia de irritabilidad en 27 (47,37%) de los neonatos. Se encontró 24 (42,10%) pacientes que presentaron llanto agudo durante su estancia hospitalaria y 12 (21,05%) de ellos presentaron somnolencia.

Entre las complicaciones menos comunes se encontró vómitos en 20 (35,09%), se encontró episodios de convulsiones en 8 (14,03%), palidez y cianosis en el 10,53% de la población. Diarreas, fiebre, ictericia, apnea e hipoactividad en el 7,02% de los neonatos.

La complicación que no se presentó en los pacientes fueron las manchas en piel.

Para determinar que las complicaciones documentadas resultan como un factor de riesgo, se evaluó estadísticamente la prevalencia de cada uno de las complicaciones presentadas en los neonatos del estudio, comparando cada una de estas y determinando cuales de estas complicaciones representan un factor de riesgo, para la cual se obtuvo que la presencia de temblores y vómitos en los neonatos representan un factor de riesgo, siendo representado con una P corregida de 0.00, siendo el corte para considerarse como factor de riesgo un valor de P menor de 0.05.

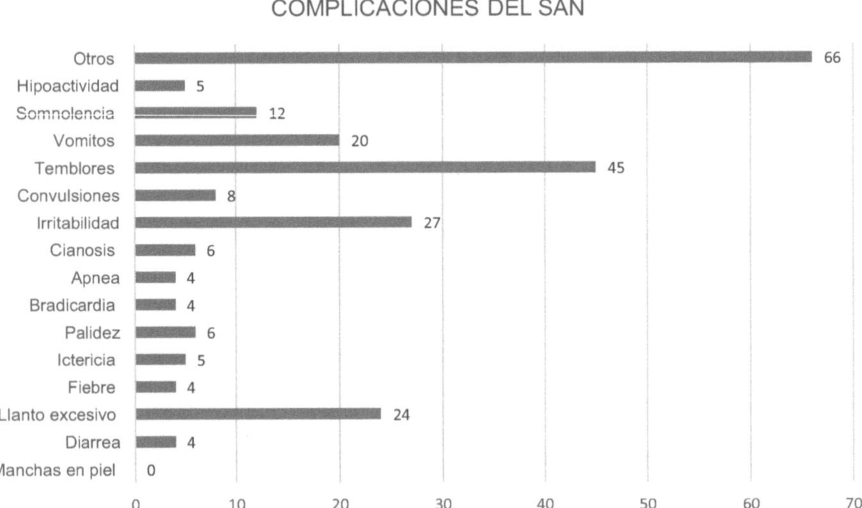


*Ilustración 6. Complicaciones del síndrome de abstinencia neonatal*

***DETERMINACION DE COMPLICACIONES DEL SAN***

| COMPLICACIONES | FRECUENCIA | PORCENTAJE | P CORREGIDA |
|---|---|---|---|
| *Manchas en piel* | 0 | 0 | 0 |
| *Diarrea* | 4 | 7,02% | 1.000 |
| *Llanto excesivo* | 24 | 42,10% | 0.858 |
| *Fiebre* | 4 | 7,02% | 0.504 |
| *Ictericia* | 5 | 8,77% | 0.377 |
| *Palidez* | 6 | 10,53% | 0.285 |
| *Bradicardia* | 4 | 7,02% | 0.504 |
| *Apnea* | 4 | 7,02% | 0.504 |
| *Cianosis* | 6 | 10,53% | 0.285 |
| *Irritabilidad* | 27 | 47,37% | 0.251 |
| *Convulsiones* | 8 | 14,03% | 0.369 |
| *Temblores* | 45 | 78,95% | 0.001 |
| *Vómitos* | 20 | 35,09% | 0.004 |
| *Somnolencia* | 12 | 21,05% | 0.893 |
| *Hipoactividad* | 5 | 8,77% | 1.000 |

*Tabla 5. Complicaciones del síndrome de abstinencia neonatal*

### 3.2 Estancia hospitalaria

Otras de las complicaciones que se pudo destacar en las historias clínicas, fue la estancia hospitalaria, como se discutió en las complicaciones maternas, la presencia de infecciones y leucorreas maternas que no fueron tratadas ni curadas, influye en la necesidad de implementar un esquema de antibióticos debido al riesgo del neonato de presentar sepsis temprana, sumándosele el tratamiento con fenobarbital para el síndrome de abstinencia neonatal.

El 74% de los neonatos del estudio tuvieron una estancia hospitalaria de más de 5 días, todos documentaron un pronóstico delicado al inicio de la estancia y al alta, buen pronóstico y atención por servicio de neonatología en consulta externa. El 26% restante tuvieron una estancia hospitalaria de menos de 5 días.

## ESTANCIA HOSPITALARIA

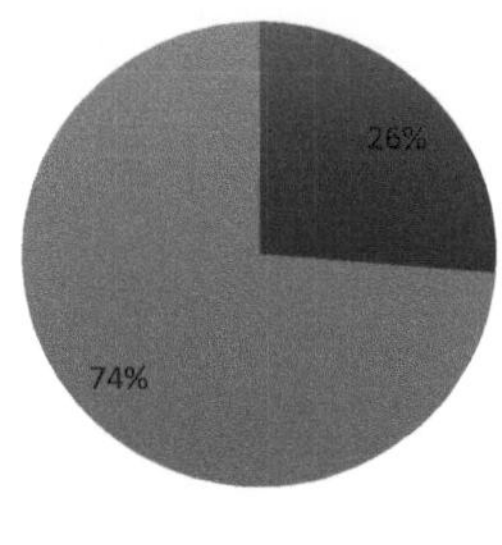


*Ilustración 7. Estancia hospitalaria*

## V: DISCUSIÓN

El presente estudio tuvo como objetivo determinar las complicaciones que más se presentaron en neonatos con diagnóstico de síndrome de abstinencia neonatal, admitidos en las áreas de cuidados intensivos neonatales (UCIN) y en cuidados intermedios neonatales (CIN), así como demostrar los factores de riesgo maternos y aquellas complicaciones que representan un factor de riesgo para estos neonatos al igual que su severidad a través de escalas.

El síndrome de abstinencia neonatal es un conjunto complejo de signos y síntomas que se presentan en recién nacidos expuestos a drogas durante el periodo prenatal. Por lo general, estos signos y síntomas aparecen dentro de las 24 y 72 horas después del nacimiento. Muchos de estos recién nacidos necesitaran de tratamiento farmacológico, la cual se basa en opioides sustitutivos durante varios días o semanas. (Wachman et al., 2018)

La escala de Finnegan se utilizó con mayor frecuencia en los estudios revisados, pero carece de consistencia interna y se han realizado pocos estudios sobre fiabilidad entre esta y la escala de APGAR, ya que esta no fue concluyente al no calificar signos y síntomas del síndrome de abstinencia neonatal. (Wachman et al., 2018)

Las infecciones maternas no fueron valorada al momento de estudiar a neonatos en la mayoría de los estudios, sin embrago, en este estudio se lo tomo en cuenta al ser un factor que alarga la estancia hospitalaria de los neonatos.

A pesar de la bibliografía probar como tratamiento de primera línea los opioides, en nuestro estudio se destaco el uso de fenobarbital como primera línea. Sin tomar en cuenta que muchos de los estudios analizados ponen al fenobarbital como fármaco de segunda línea debido a su neurotoxicidad y que se ha visto asociado a efectos adversos en el desarrollo. (Patrick et al., 2020)

Este estudio presento grandes limitaciones, al ser una población menor a 100 sujetos de estudio.

# VI. CONCLUSIONES

- La escala de Finnegan es la escala más usada para determinar la severidad de la presencia del síndrome de abstinencia neonatal, se logro concluir que la escala de APGAR no añade datos de importancia al momento de evaluar la presencia de síndrome de abstinencia neonatal.
- Entre los factores de riesgos maternos, la edad no fue muy concluyente al determinar un riesgo materno, puesto que el grupo etario con mas frecuencia fue el grupo de entre 19 y 24 años de edad, en las cuales no se documentó ninguna otra complicación neonatal.
- Con respecto al tipo de parto, hubo una diferencia minina entre parto vaginal y cesárea, lo cual no significo una gran importancia para el neonato, pero si puede significar un tiempo de recuperación mas extenso para la madre, dependiendo de la cesaría, o si durante el parto vaginal fue sometida a episiotomía.
- En este estudio se concluyó que las infecciones maternas si presentaron un factor de riesgo para el neonato. Este factor se vio presente en la necesidad de implementar en esquema de antibióticos al neonato, los cuales con este diagnóstico materno son vigilados por riesgo de sepsis temprana, alargando la estancia hospitalaria del neonato, exponiéndolo a un ambiente de hacinamiento necesario en las áreas de cuidados neonatales, haciéndolos más sensibles a otras infecciones.
- Entre las complicaciones más comunes en los neonatos con diagnóstico de síndrome de abstinencia neonatal, fue la presencia de temblores, seguido de la presencia de irritabilidad, llanto agudo y somnolencia.

- Las complicaciones que representaron un factor de riesgo estadístico para los neonatos fue la presencia de temblores y vómitos, analizado con P corregida.

# VII. RECOMENDACIONES

Promover programas de educación prenatal que informen a las mujeres embarazadas sobre los riesgos del consumo de sustancias durante el embarazo y los efectos potenciales en el desarrollo del feto, incluido el síndrome de abstinencia neonatal.

Garantizar un acceso adecuado a la atención médica y obstétrica durante el embarazo, lo que incluye evaluaciones periódicas del consumo de sustancias y la derivación oportuna a programas de tratamiento especializados si es necesario.

Ofrecer servicios de apoyo emocional y social a las mujeres embarazadas que luchan contra la dependencia de sustancias, incluyendo asesoramiento, grupos de apoyo y recursos comunitarios.

Desarrollar y fortalecer programas de tratamiento especializados que aborden específicamente las necesidades de las mujeres embarazadas con dependencia de sustancias, con un enfoque en la reducción de daños y la abstinencia segura durante el embarazo.

Implementar programas de detección temprana del consumo de sustancias entre mujeres embarazadas y proporcionar intervenciones preventivas y de tratamiento lo antes posible para minimizar los riesgos para el feto y prevenir el síndrome de abstinencia neonatal.

Realizar investigaciones continuas para evaluar la eficacia de las intervenciones preventivas y de tratamiento en la prevención del síndrome de abstinencia neonatal, así como identificar áreas de mejora y desarrollo de nuevas estrategias preventivas.

# BIBLIOGRAFÍA

Florido, A. B. (s/f). Síndrome de abstinencia neonatal. Npunto.es. Recuperado el 25 de abril de 2024, de https://www.npunto.es/content/src/pdf-articulo/6242eade2abf5art5.pdf

Auger, N., Luu, T. M., Healy-Profitós, J., Gauthier, A., Lo, E., & Fraser, W. D. (2018). Correlation of Neonatal Abstinence Syndrome With Risk of Birth Defects and Infant Morbidity. *Journal of Studies on Alcohol and Drugs*, *79*(4), 553-560. https://doi.org/10.15288/jsad.2018.79.553

Ayala Dávila, J. I. (2018). *REVISIÓN BIBLIOGRÁFICA: SINDROME DE ABSTINENCIA NEONATAL.*

Baeza-Gozalo, P., Sola-Cía, S., & López-Dicastillo, O. (s. f.). Lactancia materna y alojamiento en el abordaje del síndrome de abstinencia neonatal. Revisión panorámica. *Anales del Sistema Sanitario de Navarra*, *46*(2), e1048. https://doi.org/10.23938/ASSN.1048

Brown, M. S. (2012). Epidemic of Prescription Opiate Abuse and Neonatal Abstinence. *JAMA*, *307*(18), 1974. https://doi.org/10.1001/jama.2012.4526

Cobos, A. C., & Monzón, N. S. (2021). Consumo de droga en estudiantes ecuatorianos. Una alternativa de prevención y desarrollo resiliente del alumnado desde la escuela. *Revista de estudios y experiencias en educación*, *20*(44), 364-383.

Doherty, K. M., Scott, T. A., Morad, A., Crook, T., McNeer, E., Lovell, K. S., Gay, J. C., & Patrick, S. W. (2021). Evaluating Definitions for Neonatal Abstinence Syndrome. *Pediatrics*, *147*(1), e2020007393. https://doi.org/10.1542/peds.2020-007393

Grossman, M., & Berkwitt, A. (2019). Neonatal abstinence syndrome. *Seminars in Perinatology*, *43*(3), 173-186. https://doi.org/10.1053/j.semperi.2019.01.007

Montaño, M. B. S., Alcocer, M. J. P., & Martillo, K. del R. S. (2022). Síndrome de abstinencia neonatal: Una problemática actual en la unidad de neonatología. *Ciencia Latina Revista Científica Multidisciplinar*, *6*(2), Article 2. https://doi.org/10.37811/cl_rcm.v6i2.2135

Moraes, L. H. A., Maropo, V. L. B., Zoboli, I., Falcão, M. C., & Carvalho, W. B. D. (2023). Severe irritability in a critically ill preterm infant: A case of delirium at the neonatal intensive care unit. *Dementia & Neuropsychologia*, *17*, e20220046. https://doi.org/10.1590/1980-5764-dn-2022-0046

Patrick, S. W., Barfield, W. D., Poindexter, B. B., COMMITTEE ON FETUS AND NEWBORN, COMMITTEE ON SUBSTANCE USE AND PREVENTION, Cummings, J., Hand, I., Adams-Chapman, I., Aucott, S. W., Puopolo, K. M., Goldsmith, J. P., Kaufman, D., Martin, C., Mowitz, M., Gonzalez, L., Camenga, D. R., Quigley, J., Ryan, S. A., & Walker-Harding, L. (2020). Neonatal Opioid Withdrawal Syndrome. *Pediatrics*, *146*(5), e2020029074. https://doi.org/10.1542/peds.2020-029074

Pérez López, J. A. (2002). Embarazo y drogodependencia. Actuación en atención primaria. *Medicina Integral*, *39*(3), 110-120.

*Prenatal substance exposure and neonatal abstinence syndrome (NAS): Clinical features and diagnosis—UpToDate*. (s. f.). Recuperado 29 de noviembre de 2023, de https://www21.ucsg.edu.ec:2065/contents/prenatal-substance-exposure-and-neonatal-abstinence-syndrome-nas-clinical-features-and-diagnosis?search=sindrome%20de%20abstinencia%20neonatal&source=search_result&selectedTitle=2~113&usage_type=default&display_rank=2

*Prenatal substance exposure and neonatal abstinence syndrome (NAS): Management and outcomes—UpToDate*. (s. f.). Recuperado 29 de noviembre de 2023, de https://www21.ucsg.edu.ec:2065/contents/prenatal-substance-exposure-and-neonatal-abstinence-syndrome-nas-management-and-outcomes?search=sindrome%20de%20abstinencia%20neonatal&source=search_result&selectedTitle=1~113&usage_type=default&display_rank=1

Carrión, F. F., & Pérez, A. (n.d.). Síndrome de abstinencia en la UCIP. Aeped.Es. Retrieved April 25, 2024, from https://www.aeped.es/sites/default/files/documentos/01_sindrome_ucip.pdf

Raffaeli, G., Cavallaro, G., Allegaert, K., Wildschut, E. D., Fumagalli, M., Agosti, M., Tibboel, D., & Mosca, F. (2017). Neonatal Abstinence Syndrome: Update on Diagnostic and Therapeutic Strategies. *Pharmacotherapy: The Journal of Human Pharmacology and Drug Therapy*, *37*(7), 814-823. https://doi.org/10.1002/phar.1954

Rosero, G. (2018). Caracterización del consumo de drogas en adolescentes de los consultorios del posgrado de medicina familiar y comunitaria. Centro de salud 25 de Enero. Año 2018. *Repositorio UCSG*, 83.

Sierra, A. M., Lopez-Vilchez, M., & Panadès, A. P. (s. f.). *Abuso de tóxicos y gestación*.

Solórzano Pérez, R., & Correa Reinoso, P. (2022). *Evaluación de la severidad del síndrome de abstinencia neonatal mediante la Escala de Finnegan según el tipo de droga consumida por las gestantes. | The Ecuador Journal of Medicine*. https://www.revistafecim.org/index.php/tejom/article/view/67

Wachman, E. M., Schiff, D. M., & Silverstein, M. (2018). Neonatal Abstinence Syndrome: Advances in Diagnosis and Treatment. *JAMA*, *319*(13), 1362. https://doi.org/10.1001/jama.2018.2640

Winstanley, E. L., & Stover, A. N. (2019). The Impact of the Opioid Epidemic on Children and Adolescents. *Clinical Therapeutics*, *41*(9), 1655-1662. https://doi.org/10.1016/j.clinthera.2019.06.003

Zapata Diaz, J. P., Rendón Fonnegra, J., & Berrouet, M. C. (2017). Síndrome de abstinencia neonatal. *Pediatría*, *50*(2). https://doi.org/10.14295/pediatr.v50i2.60

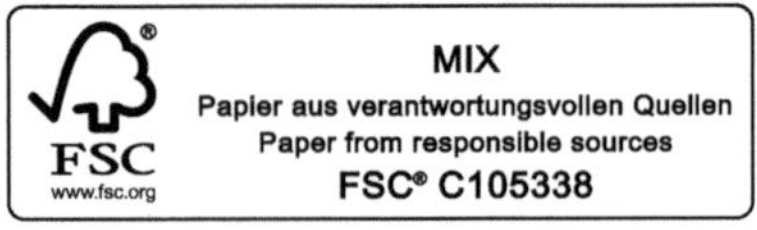


Printed by Books on Demand GmbH, Norderstedt / Germany